RÉPUBLIQUE FRANÇAISE

LIBERTÉ — ÉGALITÉ — FRATERNITÉ

VILLE DE BORDEAUX

(ASSISTANCE ET HYGIÈNE PUBLIQUES)

INSTRUCTIONS

sur la

Prophylaxie des maladies contagieuses

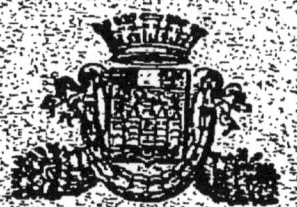

BORDEAUX

IMPRIMERIE G. GOUNOUILHOU

11, RUE GUIRAUDE, 11

1892

RÉPUBLIQUE FRANÇAISE

LIBERTÉ — ÉGALITÉ — FRATERNITÉ

VILLE DE BORDEAUX

(ASSISTANCE ET HYGIÈNE PUBLIQUES)

INSTRUCTIONS

SUR LA

Prophylaxie des maladies contagieuses

BORDEAUX

IMPRIMERIE G. GOUNOUILHOU

11, RUE GUIRAUDE, 11

1892

TABLE

	Pages
Transport des malades et désinfection.	5
Instruction sur la fièvre typhoïde	7
— la diphtérie (croup).	11
— la variole.	17
— la scarlatine	21
— la diarrhée cholériforme	25

Monsieur le Maire,

La persistance de l'épidémie de variole et la menace de l'invasion du choléra sont deux motifs puissants de répandre dans le public la connaissance des mesures à prendre contre les maladies contagieuses et épidémiques. Il est bon que chacun sache que toutes ces affections peuvent être circonscrites et combattues dans leur foyer même par des mesures d'isolement et de désinfection énergiques.

Le Conseil central d'hygiène publique et de salubrité du département de la Seine vient de publier une série d'instructions visant les mesures à prendre pour assurer l'isolement des malades, l'hygiène des personnes qui les soignent, l'enlèvement et la désinfection des objets souillés, ainsi que la désinfection des locaux contaminés dans les principales maladies contagieuses (fièvre typhoïde, diphtérie — croup et angine couenneuse, — variole, scarlatine, choléra).

J'ai l'honneur de vous soumettre ces instruc-

VILLE DE BORDEAUX

ASSISTANCE ET HYGIÈNE PUBLIQUES

INSTRUCTIONS

SUR LA

Prophylaxie des Maladies contagieuses

AVIS

Le Public est prévenu que pour obtenir *le transport d'un malade à l'hôpital, la désinfection des objets mobiliers ou la désinfection d'un local contaminé*, il faut produire autant que possible un certificat médical constatant la nature de la maladie et suivre les indications ci après :

Transport d'un contagieux à l'hôpital.

(fièvre typhoïde, scarlatine, diphtérie, variole, rougeole, érysipèle, coqueluche, fièvre puerpérale, etc.)

Demander à l'hôpital Saint-André, par l'intermédiaire des Commissaires de

tions mises en rapport avec l'organisation actuelle de notre service sanitaire et suis persuadé que vous voudrez bien les répandre dans le public, au grand profit de la santé générale de la population bordelaise.

Bordeaux, le 1er septembre 1892.

L'Adjoint délégué à l'Assistance et à l'Hygiène publiques,

Dr LANDE.

Vu et approuvé :

Le Maire,
Alfred DANEY.

police, l'envoi de la voiture affectée à ce service.

Désinfection d'un local contaminé.

Demander à la Mairie (division de l'Assistance et de l'Hygiène publiques) l'envoi d'une brigade spéciale de désinfecteurs.

Désinfection d'objets mobiliers, literie, etc.

Adresser une demande à la Mairie (division de l'Assistance et de l'Hygiène publiques).

Un médecin du service sanitaire est chargé de constater si les mesures de désinfection ont été bien prises.

INSTRUCTION
SUR
LES PRÉCAUTIONS A PRENDRE
CONTRE LA
FIÈVRE TYPHOÏDE

Le germe de la fièvre typhoïde se trouve dans les déjections des malades.

La contagion se fait à l'aide de l'eau contaminée par ces déjections ou par tout objet souillé par elles.

MESURES PRÉVENTIVES

En temps d'épidémie de fièvre typhoïde, l'eau potable doit être l'objet d'une attention toute particulière : l'eau récemment bouillie donne une sécurité absolue.

Cette eau doit servir à la fabrication du pain et au lavage des légumes.

Avant de manger, il faut se laver les mains avec du savon.

Les habitudes alcooliques, les excès de tous genres, et surtout les excès de fatigue, prédisposent à la maladie.

MESURES A PRENDRE DÈS QU'UN CAS DE FIÈVRE TYPHOÏDE SE PRODUIT

Les cas de fièvre typhoïde doivent être déclarés au Commissariat de police.

L'Administration assurera le transport du malade, s'il y a lieu, ainsi que la désinfection du logement et des objets contaminés.

A. — *Transport du malade.*

Si le malade ne peut recevoir à domicile les soins nécessaires, s'il ne peut être isolé, notamment si plusieurs personnes habitent la même chambre, il doit être transporté dans un établissement spécial.

Les chances de guérison sont alors plus grandes et la transmission n'est pas à redouter.

Le transport devra toujours être fait dans la voiture spéciale mise *gratuitement* à la disposition du public par l'Administration.

B. — *Isolement du malade.*

Le malade, s'il n'est pas transporté, sera placé dans une chambre séparée où les personnes appelées à lui donner des soins doivent seules pénétrer.

Son lit sera placé au milieu de la chambre; les apis, tentures et grands rideaux seront enlevés.

Cette chambre sera aérée plusieurs fois par jour.

Le malade sera tenu dans un état constant de propreté.

Les personnes qui entourent le malade se laveront les mains avec une solution de sulfate de cuivre faible (12 grammes par litre d'eau), toutes les fois qu'elles auront touché le malade ou les linges souillés. Elles devront aussi se rincer la bouche avec de l'eau bouillie.

Elles ne mangeront jamais dans la chambre du malade.

C. — *Désinfection des matières.*

Il est de la plus haute importance que les déjections du malade, ainsi que les objets souillés par elles, soient immédiatement désinfectés.

On préparera des solutions de sulfate de cuivre, les unes fortes renfermant 50 grammes de sulfate de cuivre par litre, les autres faibles renfermant 12 grammes par litre. Les solutions fortes serviront à désinfecter les déjections; les faibles serviront au lavage des mains.

Pour désinfecter les matières, on versera dans le vase destiné à les recevoir un demi-litre de la solution forte. On lavera avec cette même solution les cabinets d'aisance et tout endroit où ces déjections auraient été jetées et répandues.

Aucun des linges souillés ou non ne doit être lavé dans un cours d'eau.

Les linges souillés seront trempés dans l'eau bouillante.

Les habits, les literies et les couvertures seront désinfectés à l'étuve.

D. — *Désinfection des locaux.*

La désinfection des locaux est faite par des désinfecteurs spéciaux. Pour obtenir cette désinfection, il suffit de s'adresser à la Mairie (division de l'Assistance et de l'Hygiène publiques).

INSTRUCTION
SUR
LES PRÉCAUTIONS A PRENDRE
CONTRE LA
DIPHTÉRIE
CROUP — ANGINE COUENNEUSE

La diphtérie est une affection éminemment contagieuse.

Le germe de la diphtérie est contenu dans les fausses membranes et les crachats.

Il se transmet surtout à l'aide des objets souillés par les produits de l'expectoration.

Ces objets, quand ils n'ont pas été désinfectés, conservent pendant des années leur pouvoir infectieux.

MESURES PRÉVENTIVES

L'isolement et la désinfection sont les seules mesures efficaces de préservation.

En temps d'épidémie, tout mal de gorge est suspect, le germe de la diphtérie se développant surtout sur une muqueuse déjà malade; appeler de suite un médecin.

MESURES A PRENDRE DÈS QU'UN CAS DE DIPHTÉRIE SE PRODUIT

Les cas de diphtérie seront déclarés au Commissariat de police.

L'Administration assurera l'isolement ou le transport du malade et la désinfection du logement contaminé.

A. — *Transport du malade.*

Si le malade ne peut recevoir à domicile les soins nécessaires, s'il ne peut être isolé, notamment si plusieurs personnes habitent la même chambre, il doit être transporté dans un établissement spécial.

Ce transport doit être effectué à une époque aussi rapprochée que possible du début de la maladie.

Les chances de guérison sont alors plus grandes et la transmission n'est pas à redouter.

Le transport devra toujours être fait dans la voiture spéciale mise *gratuitement* à la disposition du public par l'Administration.

B. — *Isolement du malade.*

Le malade, s'il n'est pas transporté, sera placé dans une chambre séparée où les personnes appelées à lui donner des soins doivent seules pénétrer.

Son lit sera placé au milieu de la chambre; les tapis, tentures et grands rideaux seront enlevés.

Le malade doit être tenu dans le plus grand état de propreté.

On évitera tout ce qui pourrait provoquer l'excoriation de sa peau : vésicatoires, sinapismes, etc.

Il est indispensable d'éloigner immédiatement toute personne qui ne concourt pas au traitement du malade et surtout les enfants.

Les personnes qui soignent le malade éviteront de l'embrasser, de respirer son haleine et de se tenir en face de sa bouche pendant les quintes de toux.

Si ces personnes ont des crevasses ou de petites plaies, soit aux mains, soit au visage, elles auront soin de les recouvrir de collodion.

Elles se laveront les mains avec une solution de sulfate de cuivre faible (12 grammes par litre d'eau), toutes les fois qu'elles auront touché le malade ou les linges souillés. Elles devront aussi se rincer la bouche avec de l'eau bouillie.

Elles ne mangeront jamais dans la chambre du malade.

C. — *Désinfection des matières expectorées ou vomies.*

Il est de la plus haute importance que les matières expectorées ou vomies, ainsi que les objets souillés par elles, soient immédiatement désinfectés.

On préparera des solutions de sulfate de cuivre, les unes fortes renfermant 50 grammes de sulfate de cuivre par litre, les autres faibles renfermant 12 grammes par litre. Les solutions fortes serviront à désinfecter les matières expectorées ou vomies; les faibles serviront au lavage des mains et du visage.

Pour la désinfection des matières expectorées ou vomies, on versera dans le vase qui les reçoit un demi-litre de la solution forte. On lavera avec cette même solution les cabinets d'aisance et tout endroit où ces déjections auraient été jetées et répandues. Aucun des linges souillés ou non ne doit être lavé dans un cours d'eau.

Les linges souillés seront trempés dans l'eau bouillante.

Les habits, les literies et les couvertures seront désinfectés à l'étuve.

Les objets de literie, et en particulier les berceaux, doivent être également portés à l'étuve de désinfection. Les jouets de l'enfant doivent être brûlés.

Les cuillers, tasses, verres, etc., devront, aussitôt après avoir servi au malade, être plongés dans l'eau bouillante.

Pendant la maladie, les poussières du sol de la

chambre seront enlevées chaque jour et immédiatement brûlées. Avant le balayage, on projettera sur le plancher de la sciure de bois humectée avec une solution de sulfate de cuivre (12 grammes par litre).

D. — *Désinfection des locaux.*

La désinfection des locaux est faite par des désinfecteurs spéciaux. Pour obtenir cette désinfection, il suffit de s'adresser à la Mairie (division de l'Assistance et de l'Higyène publiques).

INSTRUCTION
SUR
LES PRÉCAUTIONS A PRENDRE
CONTRE LA
VARIOLE

La variole est une maladie éminemment contagieuse.

La vaccination et la revaccination sont les seuls moyens de prévenir ou d'arrêter les épidémies de variole.

MESURES A PRENDRE DÈS Q'UN CAS DE VARIOLE SE PRODUIT

Les cas de variole seront déclarés au Commissariat de police.

L'Administration assurera l'isolement ou le transport du malade et la désinfection du logement contaminé.

A. — *Transport du malade.*

Si le malade ne peut recevoir à domicile les soins nécessaires, s'il ne peut être isolé, notamment si plusieurs personnes habitent la même chambre, il doit être transporté dans un établissement spécial.

Les chances de guérison sont alors plus grandes et la transmission n'est pas à redouter.

Le transport devra toujours être fait dans la voiture spéciale mise *gratuitement* à la disposition du public par l'Administration.

B. — *Isolement du malade.*

Le malade, s'il n'est pas transporté, sera placé dans une chambre séparée où les personnes appelées à lui donner des soins doivent seules pénétrer.

Son lit sera placé au milieu de la chambre; les tapis, tentures et grands rideaux seront enlevés.

Le malade sera tenu dans un état constant de propreté.

Les personnes appelées à donner des soins à un varioleux devront être revaccinées. Elles se laveront les mains avec une solution de sulfate de cuivre faible (12 grammes par litre d'eau), toutes les fois qu'elles auront touché le malade ou les linges souillés. Elles devront aussi se rincer la bouche avec de l'eau bouillie.

Elles ne mangeront jamais dans la chambre du malade.

Elles devront avoir des vêtements spéciaux et les quitter en sortant de la chambre.

C. — *Désinfection des objets ayant été en contact avec le malade, et mesures de précaution à prendre par celui-ci.*

Tous les objets (linge, draps, couvertures, objets de toilette, etc.) ayant été en contact avec le malade doivent être désinfectés.

Les linges souillés seront trempés dans l'eau bouillante.

Aucun des linges, souillés ou non, ne doit être lavé dans un cours d'eau.

Les habits, les literies et les couvertures seront désinfectés à l'étuve.

On préparera une solution de sulfate de cuivre (12 grammes par litre d'eau). C'est avec cette solution faible qu'on se lavera les mains.

Le malade ne doit sortir qu'après avoir pris plusieurs bains.

D. — *Désinfection des locaux.*

La désinfection des locaux est faite par des désinfecteurs spéciaux. Pour obtenir cette désinfection, il suffit de s'adresser à la Mairie (division de l'Assistance et de l'Hygiène publiques).

INSTRUCTION
SUR
LES PRÉCAUTIONS A PRENDRE
CONTRE LA
SCARLATINE

La scarlatine est une maladie contagieuse.
Elle exige toujours de grands soins.
Elle est surtout redoutable par les complications qui peuvent survenir même après la disparition de l'éruption.

MESURES A PRENDRE DÈS QU'UN CAS DE FIÈVRE SCARLATINE SE PRODUIT

Tout cas de scarlatine sera déclaré au Commissariat de police.

L'Administration assurera l'isolement ou le transport du malade et la désinfection du logement contaminé.

A — *Transport du malade.*

Si le malade ne peut recevoir à domicile les soins nécessaires, s'il ne peut être isolé, et surtout si plusieurs personnes habitent la même chambre, il doit être tran~~orté dans un établissement spécial.

Les chances de guérison sont alors plus grandes et la transmission n'est pas à redouter.

Le transport devra toujours être fait dans la voiture spéciale mise *gratuitement* à la disposition du public par l'Administration.

B — *Isolement du malade.*

Le malade, s'il n'est pas transporté, sera placé dans une chambre séparée, où les personnes appelées à lui donner des soins doivent seules pénétrer.

Son lit sera mis au milieu de la chambre; les tapis, tentures et grands rideaux seront enlevés.

Son isolement devra durer au moins quarante jours, à partir du moment où l'éruption a été constatée.

Les personnes appelées à donner des soins au malade seront choisies, autant que possible, parmi celles qui ont déjà eu la scarlatine. Elles devront se laver les mains fréquemment, et surtout avant les repas. Elles ne mangeront jamais dans la chambre du malade.

Le malade sera tenu dans un état constant de propreté.

C — *Désinfection des objets ayant été en contact avec le malade, et mesures de précaution à prendre par celui-ci.*

Tous les objets (linge, draps, couvertures, objets de toilette, etc.) ayant été en contact avec le malade doivent être désinfectés.

On préparera des solutions de sulfate de cuivre, les unes fortes renfermant 50 grammes de sulfate de cuivre par litre, les autres faibles renfermant 12 grammes par litre. Les solutions faibles serviront au lavage des mains.

Les linges souillés seront plongés dans l'eau bouillante.

Aucun des linges, souillés ou non, ne doit être lavé dans un cours d'eau.

Les habits, les literies et les couvertures seront désinfectés à l'étuve.

Les cuillers, tasses, verres, etc., ayant servi au malade devront, aussitôt après leur usage, être plongés dans l'eau bouillante.

Les matières rendues par le malade, les crachats, les vomissements, les selles et les urines doivent être désinfectés au moyen d'une solution de sulfate de cuivre à 50 grammes par litre. Un verre de cette solution est versé préalablement dans le vase destiné à recevoir ces matières, qui sont jetées sans délai dans les cabinets.

Les cabinets sont eux-mêmes désinfectés deux fois par jour avec le même liquide.

D'autre part, les poussières du sol de la chambre seront enlevées chaque jour, et brûlées immédiatement; on aura soin, avant le balayage, de projeter sur le plancher de la sciure de bois humectée avec la solution faible (12 grammes par litre) de sulfate de cuivre.

Le malade ne doit sortir qu'après avoir pris un bain savonneux.

L'enfant qui a eu la scarlatine ne doit retourner à l'école qu'après un intervalle de quarante jours au moins à partir du début de la maladie.

D — *Désinfection des locaux.*

La désinfection des locaux est faite par des désinfecteurs spéciaux. Pour obtenir cette désinfection, il suffit de s'adresser à la Mairie (division de l'Assistance et de l'Hygiène publiques).

INSTRUCTION

SUR

LES PRÉCAUTIONS A PRENDRE

CONTRE LA

DIARRHÉE CHOLÉRIFORME

Le germe de la diarrhée cholériforme est contenu dans les déjections des malades (matières fécales et vomissements). Il se transmet surtout par l'eau, les linges et les vêtements. Il ne se transmet pas par l'air.

MESURES PRÉVENTIVES

L'eau potable doit être l'objet d'une attention toute particulière ; l'eau récemment bouillie donne une sécurité absolue.

Cette eau doit seule servir à la fabrication du pain et au lavage des légumes.

Il faut se laver au savon les mains avant de manger.

Les excès de tous genres, notamment les excès alcooliques, sont dangereux.

Les refroidissements doivent être évités avec le plus grand soin.

Toute diarrhée et tout trouble intestinal sont suspects : appeler de suite un médecin.

PREMIERS SOINS A DONNER AUX MALADES

IL FAUT : { *Combattre la diarrhée ;*
Arrêter les vomissements ;
Réchauffer le malade. }

1º Pour combattre la diarrhée :

Administrer tous les quarts d'heure **trois** cuillerées à soupe de la limonade suivante :

      Acide lactique...... 10 grammes.
      Sirop de sucre...... 90 —
      Alcoolature d'orange. 2 —
à verser dans un litre d'eau.

2° **Pour arrêter les vomissements :**

Administrer des petits morceaux de glace ou des boissons gazeuses et donner toutes les heures **vingt gouttes** de l'élixir suivant :

Élixir parégorique... 20 grammes.

3° **Pour réchauffer le malade :**

Boissons chaudes et alcooliques. — Café noir léger additionné d'eau-de-vie. — Thé chaud avec du rhum. — Grogs.

Frictions sèches énergiques. Enveloppement dans des couvertures. Boules d'eau chaude ou briques chauffées autour du malade.

MESURES A PRENDRE DÈS Q'UN CAS DE DIARRHÉE CHOLÉRIFORME SE PRODUIT

Dès qu'un cas de diarrhée cholériforme se produit, il faut en faire la déclaration, soit au Commissariat de police, soit à la Mairie (division de l'Assistance et de l'Hygiène publiques).

L'Administration assurera l'isolement ou le transport du malade, ainsi que la désinfection des objets et du logement contaminés.

A. — *Transport du malade.*

Si le malade ne peut recevoir à domicile les soins nécessaires, s'il ne peut être isolé, notamment si plusieurs personnes habitent la même chambre, il doit être transporté dans un service spécial.

Les chances de guérison sont alors plus grandes et la transmission n'est pas à redouter.

Le transport devra toujours être fait dans la voiture spéciale mise *gratuitement* à la disposition du public.

B. — *Isolement du malade.*

Le malade, s'il n'est pas transporté, sera placé dans une chambre séparée où les personnes appelées à lui donner des soins doivent seules pénétrer.

Son lit sera placé au milieu de la chambre; les tapis, tentures et grands rideaux seront enlevés.

Les personnes qui entourent le malade se laveront les mains avec une solution de sulfate de cuivre faible (12 grammes par litre d'eau), toutes les fois qu'elles auront touché le malade ou les linges souillés.

Elles devront aussi se rincer la bouche avec de l'eau bouillie.

Elles ne mangeront jamais dans la chambre du malade.

C. — *Désinfection.*

Il est de la plus haute importance que les déjections du malade (matières fécales et matières vomies), ainsi que les objets souillés par elles, soient immédiatement désinfectés.

La désinfection des déjections sera obtenue à l'aide d'une solution de sulfate de cuivre renfermant 50 grammes de sulfate de cuivre par litre.

Pour désinfecter les matières, on versera dans le vase qui les reçoit un demi-litre de la solution. On lavera avec cette même solution les cabinets d'aisance et tout endroit où ces déjections auraient été jetées et répandues.

Aucun des linges, souillés ou non, ne doit être lavé dans un cours d'eau.

Le petit linge sera désinfecté par une immersion pendant 10 à 15 minutes dans l'eau bouillante; cette immersion sera précédée, s'il y a des taches de sang ou de pus, d'un trempage dans une solution de potasse ou de chaux vive.

Pour les grands linges, on devra réclamer leur passage à l'étuve; — il en sera de même pour les habits, les tapis, la literie et les couvertures.

D. — *Désinfection des locaux.*

La désinfection des locaux est faite par des désinfecteurs spéciaux.

La désinfection des linges et des locaux doit être demandée à la Mairie (division de l'Assistance et de l'Hygiène publiques). Les Commissaires de police peuvent recevoir ces demandes sur le vu d'un certificat médical, et les transmettre téléphoniquement à la Mairie.